中医药文化·少儿启蒙融创读物系列

杏林顽童之
中药历险记

截然不同的姜兄弟

著 闫译兮
绘 闫译兮 黄韵

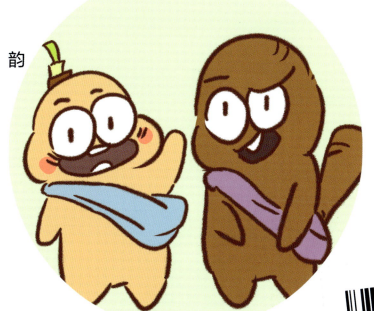

全国百佳图书出版单位
中国中医药出版社
·北京·

图书在版编目（CIP）数据

杏林顽童之中药历险记.截然不同的姜兄弟/闫译兮著；闫译兮，黄韵绘. -- 北京：中国中医药出版社，2024.7

（中医药文化少儿启蒙融创读物系列）

ISBN 978-7-5132-8801-9

Ⅰ.①杏… Ⅱ.①闫… ②黄… Ⅲ.①儿童故事－图画故事－中国－当代 Ⅳ.①I287.8

中国国家版本馆 CIP 数据核字（2024）第 106594 号

中国中医药出版社出版
北京经济技术开发区科创十三街 31 号院二区 8 号楼
邮政编码　100176
传真　010-64405721
山东临沂新华印刷物流集团有限责任公司印刷
各地新华书店经销

开本 880×1230　1/24　印张 1.25　字数 38 千字
2024 年 7 月第 1 版　2024 年 7 月第 1 次印刷
书号　ISBN 978-7-5132-8801-9

定价　38.00 元
网址　www.cptcm.com

服务热线　010-64405510
购书热线　010-89535836
维权打假　010-64405753

微信服务号　zgzyycbs
微商城网址　https://kdt.im/LIdUGr
官方微博　http://e.weibo.com/cptcm
天猫旗舰店网址　https://zgzyycbs.tmall.com

如有印装质量问题请与本社出版部联系（010-64405510）
版权专有　侵权必究

本书为融合出版物
微信扫描上方二维码
关注"悦医家中医书院"
即可获取数字化资源和服务

专家指导委员会

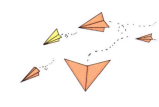

主 任 委 员

  杨　静　熊大经

副主任委员

  樊效鸿　王家葵　张传涛

  伍文彬

委　　员

  任玉兰　蒋　淼　段　渠

  王钧冬　任　强　彭　波

在杏林王国遥远而神秘的深处，有一个被群山环绕、云雾缭绕的地方，名为药王谷。这里山水如画，古木参天，百草丰茂，空气中弥漫着淡淡的药香。杏林顽童云游至此，与各种奇特的中药相遇，而这些奇遇也成为谷皮树爷爷的傍晚故事……

怡欣
明艳动人的"红玫瑰"。一次比赛让她得知自己其实是月季，最终她接纳真实的自己，赢得了大家的喜爱和赞赏。

果果
天真可爱的小枇杷。虽然只是略懂医术，但擅长与人沟通，能准确捕捉他人的情绪和需求。

杏林顽童
因儿时非常顽皮而得名的熊猫。与谷皮树的相遇让他的生命轨迹发生巨变，成为了云游四方的大医。

怡然
真正的玫瑰花。性格腼腆，擅长聆听，大家都会因为她的善良和温柔而心情舒畅。

谦谦
杏林顽童的第一个徒弟——人参。起初因长相古怪而备受孤立，后来成为众多医者中的佼佼者。

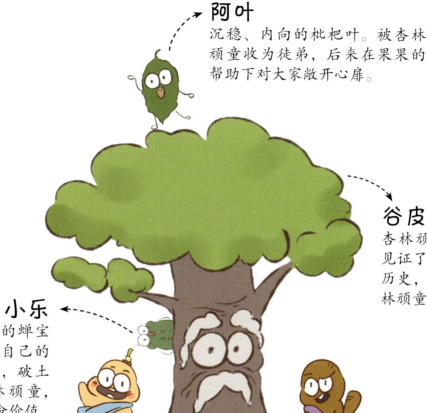

阿叶
沉稳、内向的枇杷叶。被杏林顽童收为徒弟,后来在果果的帮助下对大家敞开心扉。

谷皮树
杏林顽童的老友,见证了杏林王国的历史,也见证了杏林顽童的成长。

小乐
在谷皮树下长大的蝉宝宝。因为不知道自己的来历而感到自卑,破土而出后遇到杏林顽童,找到了自己的生命价值。

姜二
姜兄弟中的弟弟——生姜。性格开朗温柔,乐于助人,大家说因为有他胃口都变好了。

姜大
姜兄弟中的哥哥——干姜。脾气暴躁,但有着乐于助人的热心肠。

很久很久以前……
在杏林王国的深处，有一个与世隔绝的地方，名叫药王谷。
这里的子民成年时，要外出游历3个月。
今天是药王谷中姜村的干姜姜大和生姜姜二两兄弟出发去游历的日子。

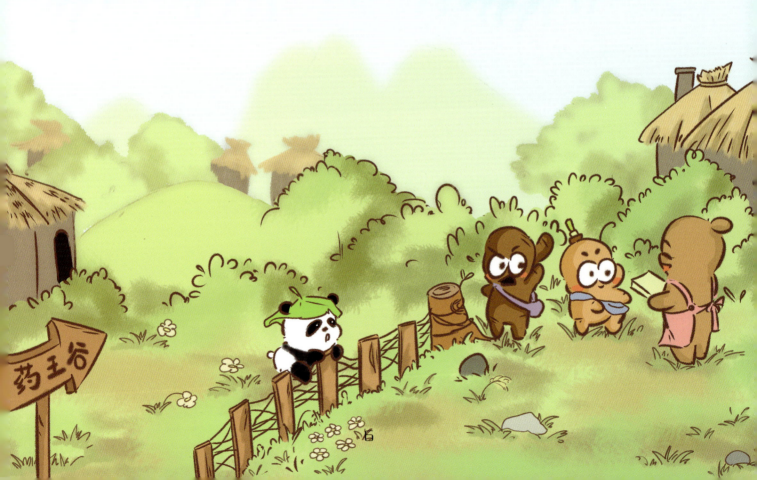

姜妈妈为两兄弟准备好行囊，杏林顽童交给他们一本笔记。

脾气暴躁的姜大不耐烦地打断杏林顽童的叮嘱，将笔记递给了姜二。

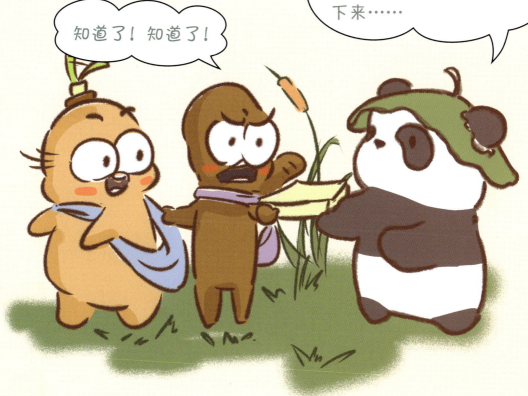

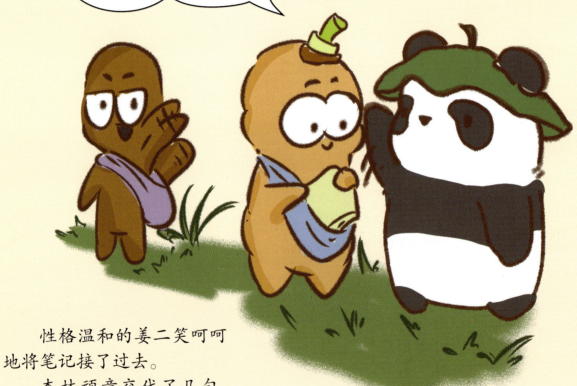

性格温和的姜二笑呵呵地将笔记接了过去。

杏林顽童交代了几句，两兄弟就背着行囊出发了。

走着走着，他们突然看到一位兔子姑娘躺在大树下面。

姜二想到杏林顽童在他们出发前反复交代，无论在路途中遇到什么，都要勇敢地尝试并热心地帮助他人，才会有意想不到的的收获。于是他连忙跑到兔子姑娘身边询问情况。

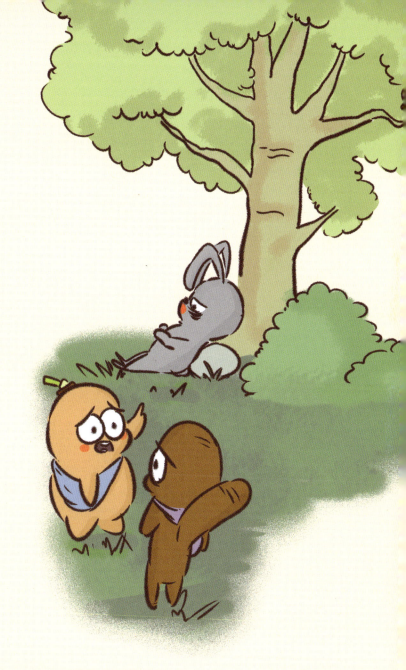

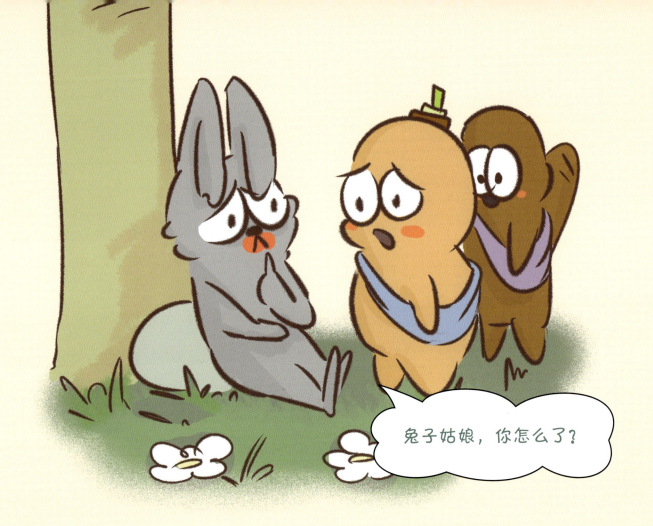

因为兔子姑娘的嘴巴又红又肿,嘟嘟囔囔没说清就晕过去了,兄弟二人决定把她送到最近的半夏村寻求帮助。

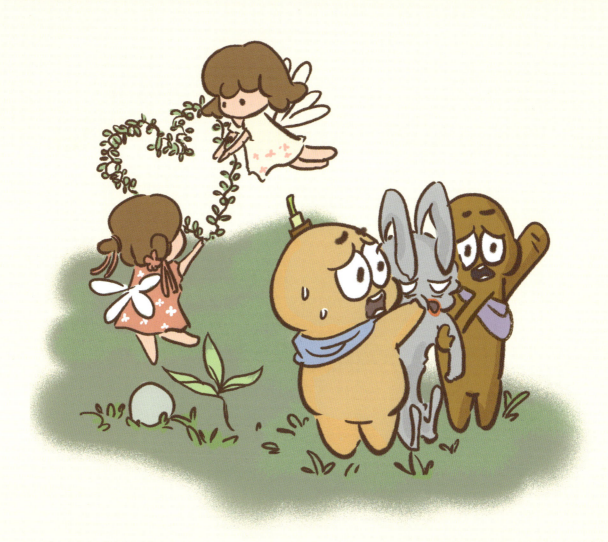

半夏村和姜村完全不同，这里有大片的森林和草地，女孩们都穿着紫色、粉色、白色的花裙子，好看极了。可兄弟二人根本顾不得欣赏眼前的美景，他们焦急地到处寻找医生。

就在他们满头大汗时,背后传来了一个清脆甜美的声音。

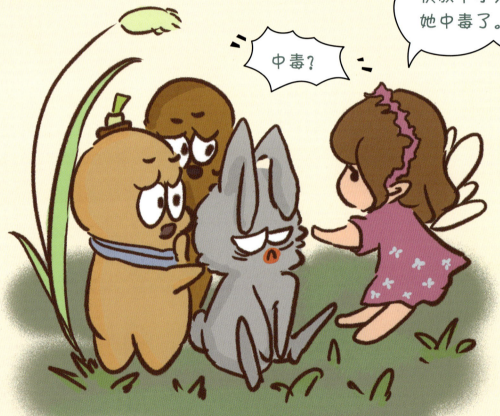

听到这话,姜大和姜二感到十分惊讶。

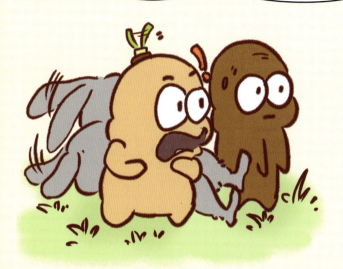
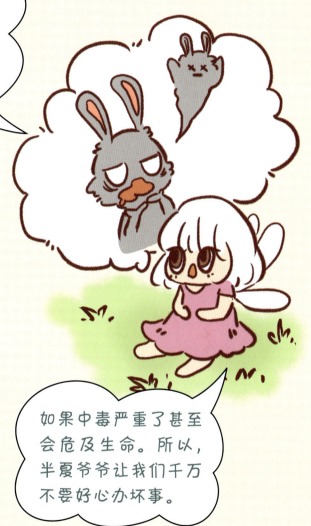

半夏爷爷从小就告诉我们，我们半夏虽然能治病，但天生带毒性，如果治疗不当或被小动物们误食了，会让服用者嘴里有麻木感，嗓子也可能会出现水肿。

如果中毒严重了甚至会危及生命。所以，半夏爷爷让我们千万不要好心办坏事。

只见一个身穿紫红色衣服、眼睛亮晶晶的小姑娘急促地说着。

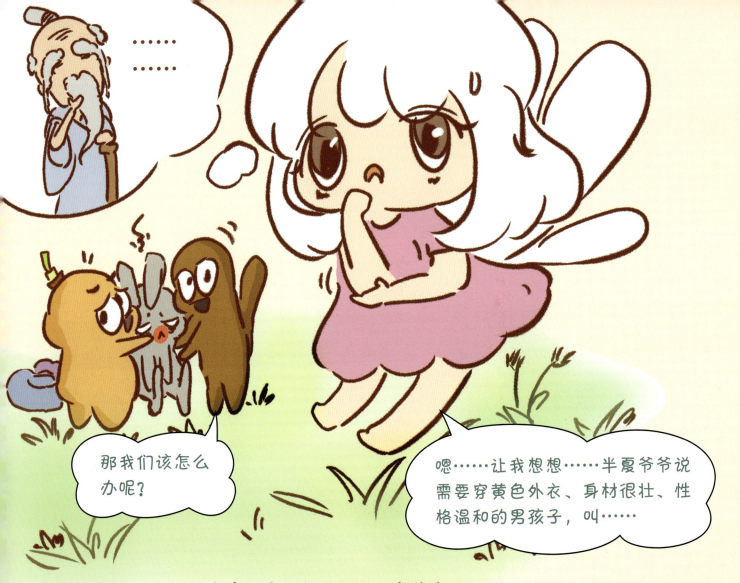

半夏姑娘八月看着眼前两个男孩子,突然发现这个胖胖的男孩正是半夏爷爷形容的样子嘛。

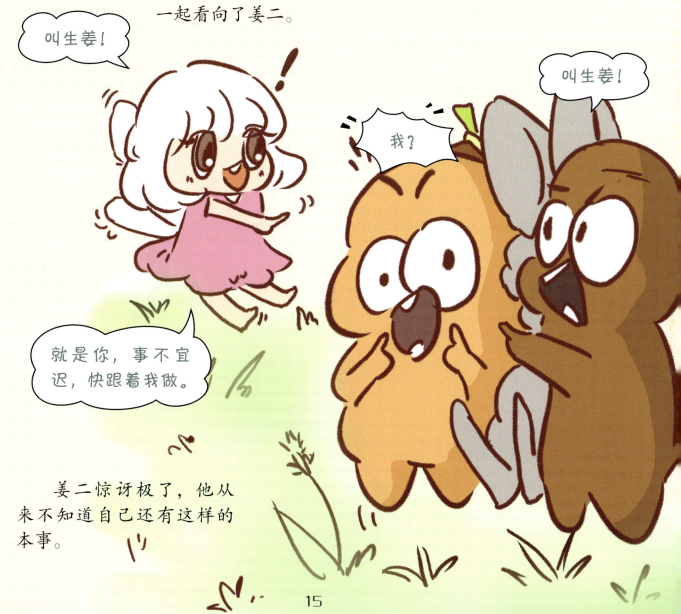

很快,姜二在八月的指导下成功缓解了兔子姑娘的症状。

兔子姑娘醒来后,讲述了自己中毒的全过程。因为她的妈妈生病了,她在门外听到医生说半夏可以消肿止痛就来寻找。她来到半夏村时,因为太饿了,忍不住吃了一点儿路边的花草。

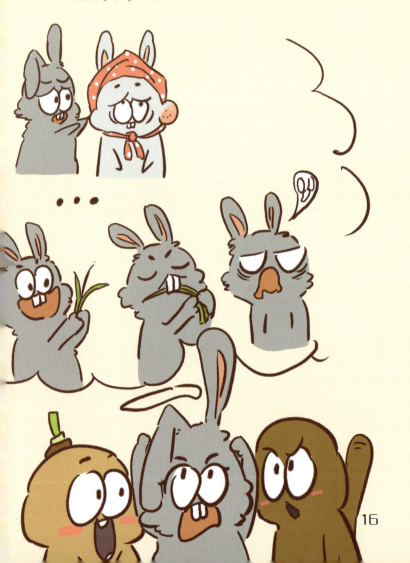

八月给兔子妈妈配了一些药材,兔子姑娘高兴地拿着药材离开了。

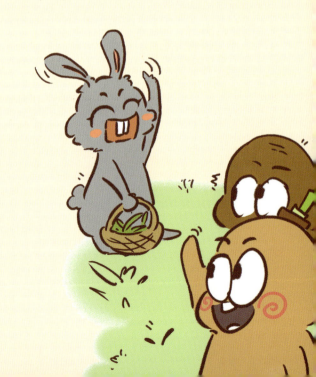

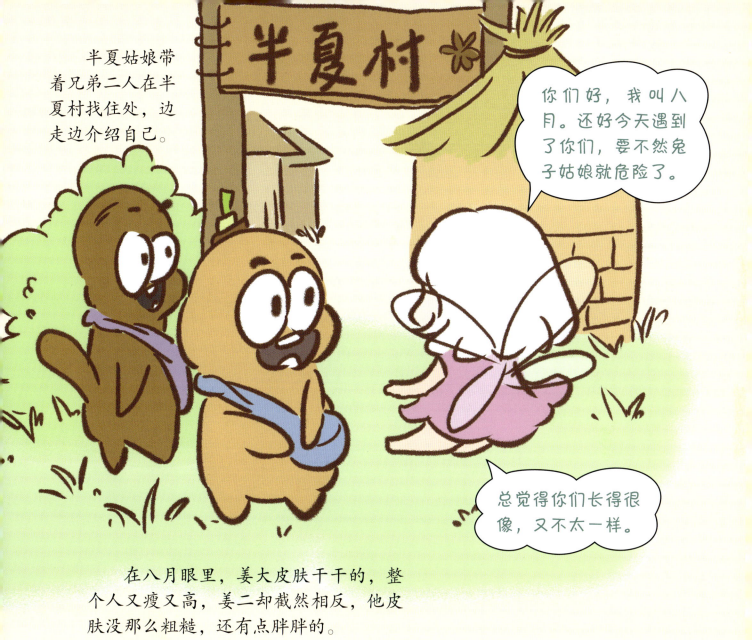

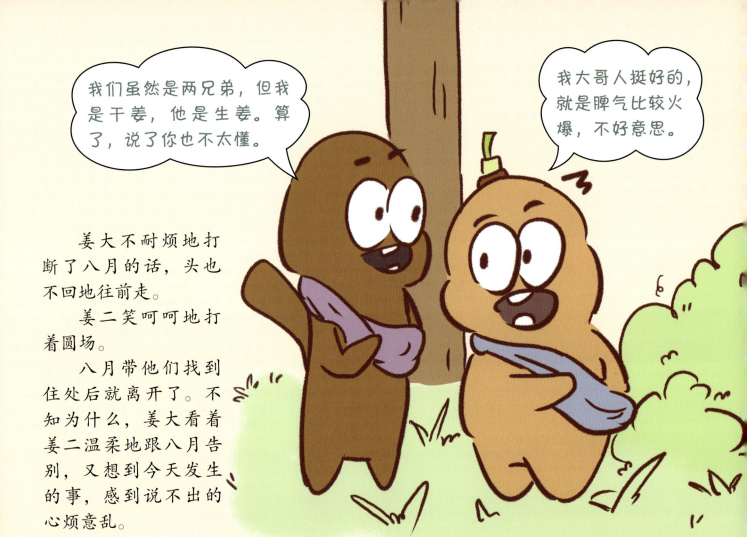

我们虽然是两兄弟，但我是干姜，他是生姜。算了，说了你也不太懂。

我大哥人挺好的，就是脾气比较火爆，不好意思。

姜大不耐烦地打断了八月的话，头也不回地往前走。

姜二笑呵呵地打着圆场。

八月带他们找到住处后就离开了。不知为什么，姜大看着姜二温柔地跟八月告别，又想到今天发生的事，感到说不出的心烦意乱。

晚上，姜二在本子上写着日记。

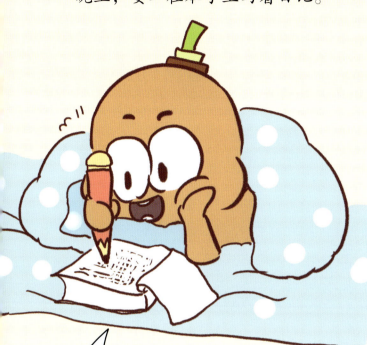

今天我在半夏村救了一只小兔子，原来我能减少半夏身上的毒性。半夏爷爷还说，我和半夏能够一起治疗那些有恶心反胃、呕吐、心烦等症状的小动物。

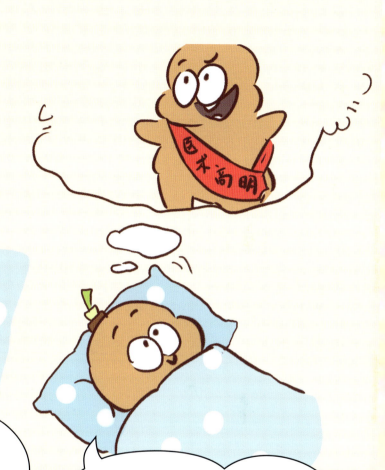

能帮助人的感觉真好，我很期待接下来的游历，不知道我和大哥还会遇到什么样的故事。

转眼间半个月过去了,姜大的心情越来越糟糕。

一路走来,弟弟姜二不是帮助风寒感冒的大象,就是救助胃寒呕吐的猴子,就连吃了鱼虾中毒的小动物都在姜二和紫苏的配合下治好了,反观自己一无是处。

姜大一个人郁闷地坐在河边丢着石头,这时突然听到有个急促的声音在叫他。

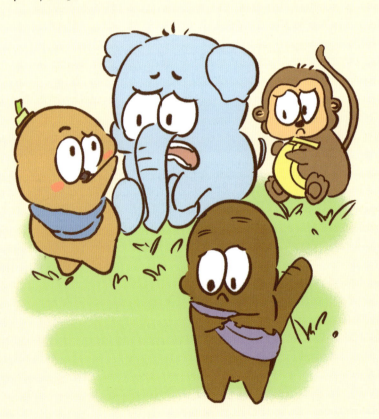
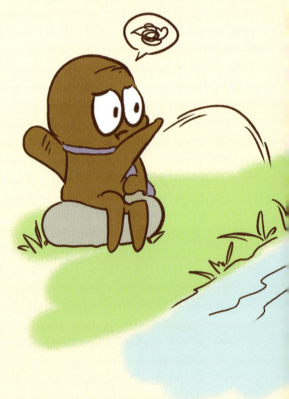

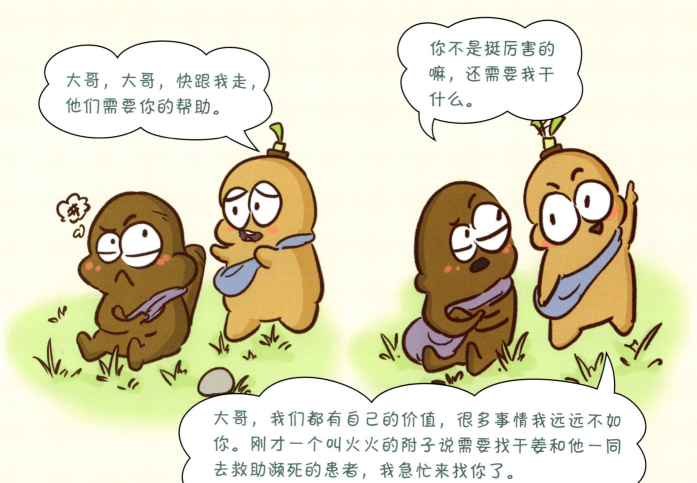

到了地方,姜大看到小屋躺着的小动物们汗出不止,上吐下泻,四肢冰冷,身体疼痛。

他二话没说就开始配合附子火火进行救治。

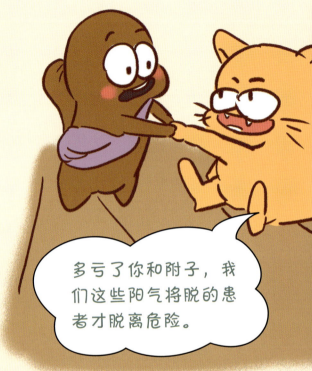

多亏了你和附子,我们这些阳气将脱的患者才脱离危险。

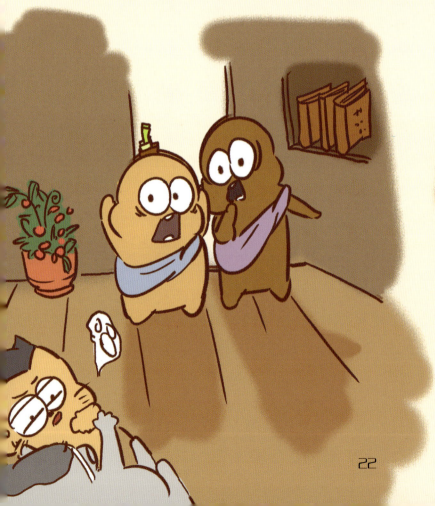

听到大家的感谢,姜大害羞地红了脸。

当晚,姜大第一次写了日记,虽然只有一句话:"原来,我也是有价值的。"

3个月的历练很快就结束了,姜大和姜二结识了很多好朋友。姜大发现,自己作为干姜也可以和桂枝、肉桂一起帮助大家。

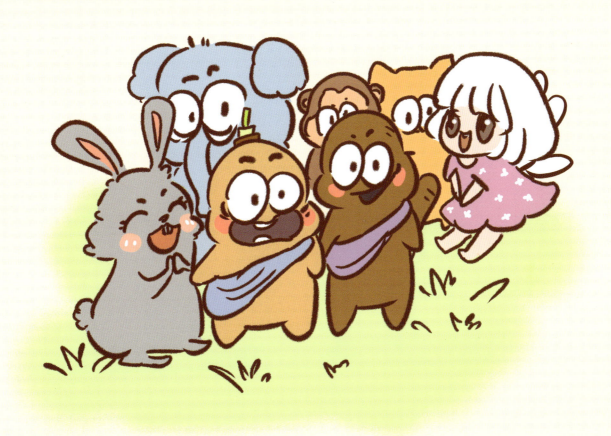

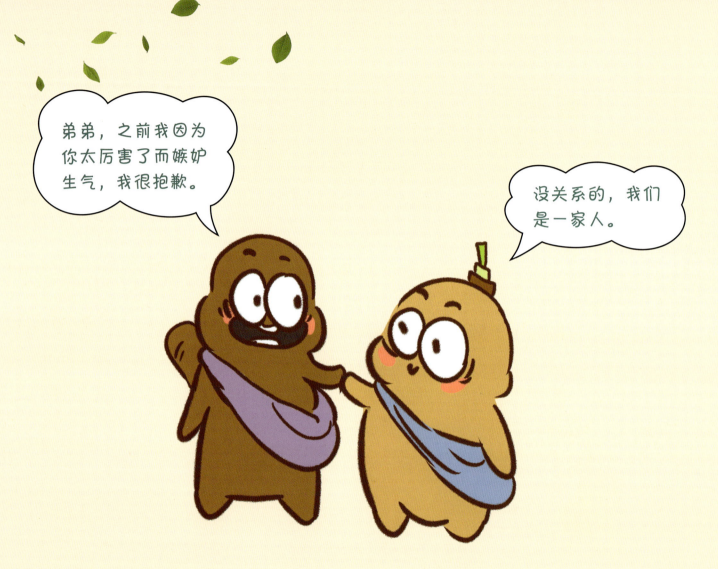

说完,他们都开心地笑了起来……

杏林顽童讲中药

干姜

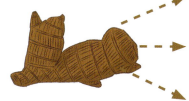

- 入药的干姜其实是姜的干燥根,通常在冬季采挖。
- 干姜呈扁平块状,表面灰黄色或浅灰棕色,粗糙,还有竖着长的"皱纹"。
- 泥巴和沙土都是干姜入药的"绊脚石"。

生姜

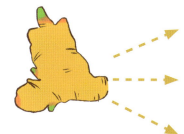

- 生姜为姜的新鲜根茎,秋、冬二季都可以采挖。
- 生姜呈不规则块状,略扁,表面黄褐色或灰棕色,有环节,分枝顶端有茎痕或芽。质脆,易折断。
- 生姜入药的时候切厚片会效果更好。

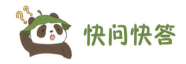 **快问快答**

1. 为什么干姜入药时是片状的?

其实干姜是可以成块入药的,但是很多时候大家会趁鲜切片晒干或低温干燥,就有大家看到的"干姜片"啦!

2. 干姜入药有什么作用呢?

虽然干姜看上去干枯粗糙、皱巴巴的,但其实它是个十分"温暖"(热性)的药。无论是治疗脾胃虚寒、阴寒内盛,还是寒饮导致的喘咳、手足发冷、腰膝酸软等,它都能有一定的疗效。

3. 生姜入药有什么作用呢?

生姜不仅是生活中常见的调味品,它还能够用于治疗风寒感冒、胃寒呕吐、寒痰咳嗽,更是能解鱼虾蟹毒。这也是烹饪海鲜时要加点姜片的原因。

4. 干姜和生姜的区别是什么?

生姜是味辛而性微温的,干姜是味辛而性热的。简单来说,就是干姜比生姜的"力气"要大。干姜温热的性质更强,可以温中散寒、回阳救逆、通脉、燥湿化痰。从作用位置来说,生姜偏向于治疗身体上焦的区域,干姜更擅长治疗中焦和下焦的区域。

半夏

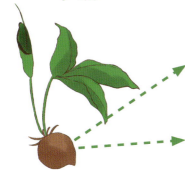

半夏入药部位像个小球，表面白色或浅黄色，顶端有凹陷的茎痕，周围密布麻点状根痕。

块茎钝圆，比较光滑。质坚实，断面洁白，富粉性。半夏虽然很可爱，但却有毒。

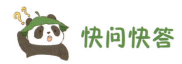 快问快答

1. 半夏入药有什么作用呢？

半夏是一味常用中药，味辛、性温，有毒，归脾、胃、肺三经，具有燥湿化痰、降逆止呕、消痞散结的作用，是中医常用的药物之一，特别是在化痰和止呕方面作用比较厉害，在痰浊壅肺、胃气上逆的治疗中也会用到。

常出现的方剂包括治疗消化道疾病会用到的半夏泻心汤，还有止咳化痰的二陈汤。

中医的"痰"，除了有形之痰外，还有无形之痰，所以治疗无形之痰引起的高血压、中风等疾病也会用到半夏。

2. 半夏入药时有没有禁忌呢？

半夏虽然有毒，但正常剂量的半夏可以用于治疗疾病，只是切记以下两点。

（1）半夏要炮制后才能内服。

（2）半夏是不宜与生川乌、制川乌、生草乌、制草乌、附子同用的。

专家寄语

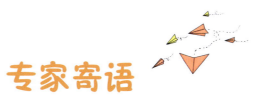

浩瀚苍穹，巍巍华夏。岐黄济世，纵贯古今。

中医药学是一门独具特色的学科，它既是自然科学，也蕴含着丰富的文化属性，是中华优秀传统文化的重要载体，更是打开中华文明宝库的钥匙。它传承着医药健康知识，同时传递着对生命的人文关怀。中医之道，可医人亦可育人！

"自小刺头深草里，而今渐觉出蓬蒿。"杏林顽童，这只会说四川话、爱学中医的熊猫已经陪伴孩子们4年了。从顽皮懵懂到行医济世，杏林顽童也象征着孩子们的未来充满无限可能。本套"杏林顽童之中药历险记"系列绘本包含5个故事，将闪耀着东方智慧光芒的中医药文化进行时代化、大众化的创新性诠释，让孩子们在故事中探索中医药的奥妙与魅力。

无论是乐于助人的"姜兄弟"、感受"被爱的喜悦"的"月季"、甘于默默奉献的"枇杷叶"，还是努力寻找自我价值的"蝉"、与孤独和解而体悟到生命意义的"人参"，在这些充满奇遇的故事里，不仅有日常生活中实用的中医药知识，还有对生命的认识和尊重，以及医学人文的仁心与温情。希望孩子们能跟随杏林顽童一起，迎接纷繁奇遇，领略多彩风景，在充满爱和希望的世界中健康成长。

中医药是中华民族的瑰宝，让我们坚持传承精华、守正创新，共同铸就中医药传承创新发展的新辉煌。

成都中医药大学党委副书记

2024年5月

推荐阅读

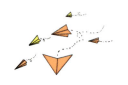

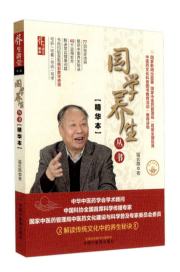

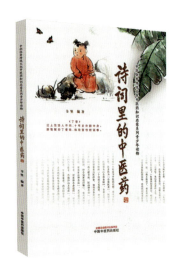

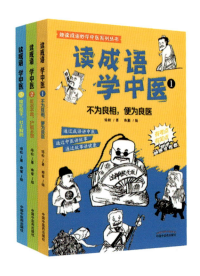

《国学养生丛书：精华本》

　　77 则俗谚诗词

　　揭示中医养生秘诀

　　49 个实用妙方

　　解决常见健康问题

《诗词里的中医药》

　　了解中医文化知识

　　体验中华诗词之美

《读成语 学中医》（共 3 册）

　　通过成语讲中医

　　通过中医讲故事

　　通过故事讲健康